Como seduzir uma mulher em segundos

Conteúdo

Guia sobre como engatar uma rapariga em poucos segundos

Namoriscar com uma rapariga com eficácia é o sonho de todos, especialmente porque pode encurtar qualquer tempo para a conhecer bem, até convencê-la a ir a um encontro e pôr em prática alguns detalhes de sedução, se se quiser chegar a este nível é preciso descobrir as acções que produzem grandes resultados nas mulheres.

As formas de namoriscar podem gerar uma ideia para ganhar confiança, este é um ponto básico a ter em conta, porque é o que permite que a sedução flua eficazmente, até conquistar a rapariga de verdade, comece por descobrir as técnicas que irão facilitar qualquer situação com uma rapariga.

Técnicas de captação de topo e o que não funciona com raparigas

As técnicas de sedução com os melhores resultados podem ser aplicadas para evitar um medo, ou numa situação desconfortável, o importante é que se possa destacar e essa é a intenção de implementar métodos de paquera, onde a psicologia é a fonte de conhecimento para encontrar comportamentos que causem os efeitos esperados.

Mas ao seguir dicas ou métodos de paquera, deve ter sempre em conta o tipo de situação em que se encontra, para que as estratégias possam ser plenamente úteis, pelo que o essencial a desenvolver é uma leitura do que se está a passar, para não mencionar o facto de que os elogios nunca falham.

Sobre as mulheres, é importante expressar o reconhecimento da sua beleza, desde o que vestem, até ao modo como são, que será sempre uma forma clássica de ser recordada de forma positiva, pelo que não se deve omitir este tipo de detalhes, mas a dinâmica varia para cada tipo de mulher, pelo que o namorisco anda de mãos dadas com esses aspectos e o reconhecimento das seguintes técnicas:

1.   O foco no sorriso

A maioria dos homens são cativados pelo sorriso de uma mulher, mas é um gesto que pode ser tido em conta como um detalhe marcante a destacar, embora possa ser ofuscado por certos sinais negativos como a timidez, pelo que um homem deve manter os olhos no sorriso.

2.   Ouça com atenção

Uma acção que não pode faltar quando se namorisca, é a capacidade de ouvir que é altamente valorizada nas relações interpessoais, o que reforça todos os tipos de laços sociais atingindo um ponto muito mais íntimo, especialmente tendo em conta os dados que mostram que as mulheres falam mais do que os homens.

Os dados acima descritos foram cientificamente comprovados, uma vez que as mulheres têm uma carga proteica mais elevada que tem um impacto directo na linguagem, razão pela qual a sua necessidade de comunicar é um aspecto biológico do qual se pode tirar partido.

Como está atento e pode ouvir as suas necessidades, por isso receberá atracção das raparigas, esse tipo de característica não pode ser ignorado, quanto mais valor implementar, melhor a rapariga se sentirá, estando na companhia de alguém que realmente a ouve.

3. O lado atractivo da inteligência

Não há dúvida de que um homem inteligente é marcante para uma mulher, mas sem ir a um extremo onde o excesso desta qualidade pode intimidar a rapariga ou mesmo ser um sinal de ego, isto faz parte da personalidade e de como se faz uma ligação com outras pessoas, o que requer um pouco mais de humildade.

4. Humor

Um aspecto desejável de qualquer sedução é o humor, uma vez que as mulheres estão interessadas em ser feitas para rir, porque isso significa que ela pode divertir-se com ele até que queira ir a um passeio repetido, mas isto inclui também ser capaz de o levar a encontrar o humor por detrás das piadas.

Estes pontos são essenciais para produzir uma sensação agradável, mas ao mesmo tempo para conseguir um próximo encontro, porque são detalhes que uma mulher quer repetir para se sentir bem, mas há outros aspectos um pouco mais superficiais ou externos que também pode levar a sério para conseguir a atenção das raparigas:

- **Odores**

O efeito do cheiro é um destaque de poder para qualquer data, que funciona para causar uma impressão realmente impressionante, cada mulher faz uma avaliação do cheiro para além de alguma qualidade física, este detalhe está acima das suas considerações, e é um recurso muito mais fácil de manipular com apenas a escolha certa de perfume.

Uma mulher percebe melhor um homem pelo que ele é capaz de emitir o seu perfume, não há dúvida sobre o lado atraente do olfacto, é um sinal ou estímulo directo que tem um impacto na região cerebral, nessa altura a informação visual também é processada, pelo que tem um efeito tão relevante como uma boa aparência.

O processamento dos aromas acaba por ser um ponto em que se pode capitalizar, podendo mesmo escolher alguns que têm feromonas que funcionam para criar um impacto atractivo no sexo oposto, pelo que é uma medida em que se pode investir com muita segurança.

• **Concentração no triângulo olho-boca**

Um truque importante no meio da tensão do flerte, é dedicar um olhar profundo sobre esse triângulo olhos-boca, isto é vital para ser sustentado no meio da conversa, pois é uma forma de despertar algum sentimento sexual, algumas mulheres podem também interpretá-lo como um sinal de desejo para a outra pessoa.

- ### **Repita o seu nome para personalizar a conversa**

O tratamento único de uma mulher pode ser realçado mantendo um tratamento directo no seu nome, este é um aspecto psicológico, pois cada pessoa desenvolve um lado narcisista por natureza, o que indica que quer sentir-se valorizada e uma forma de o demonstrar é através do reconhecimento em cada conversa.

Cada vez que pronunciar a pronúncia do seu nome, ganhará um gosto sobre a rapariga, por isso comece a repetir o seu nome quando se dirigir a ela, é um poderoso modo de sedução porque liga um importante laço social.

- ### **Tácticas de grupo**

É habitual que ao namoriscar queira passar mais tempo na intimidade com a rapariga, especialmente para ganhar mais interesse, mas no caso dos primeiros contactos, é melhor apelar aos planos de grupo, uma vez que existem virtudes sociais que se destacam mais em estadias de grupo do que em solitárias.

- ### **Interpretação de linguagem não verbal**

Descobrir as técnicas de leitura da linguagem não verbal é muito útil, uma vez que pode medir a receptividade das suas acções ao interpretar posturas, estes tipos de manifestações funcionam como uma avaliação de interesse, o mesmo acontece com o que emite, pois atravessar os braços, por exemplo, denota um nível de insegurança.

Um erro comum é também olhar para o tipo de posição da cabeça, quando é um facto irrelevante, uma vez que o que funciona como referência de interesse é a postura do tronco, bem como a posição das pernas, outro gesto ou sinal conhecido é o de tocar no cabelo, uma vez que assinala emoções diferentes numa mulher.

Estes sinais não só lhe permitem interpretar o que está a acontecer, mas também podem ser uma mensagem que é enviada consciente ou inconscientemente para chamar a sua atenção, pelo que estes detalhes não podem ser ignorados para alterar a conversa ou gerar uma aproximação.

Estes pontos acima mencionados não são infalíveis, mas pelo menos pode partir da base da investigação científica, que se concentra no estudo da mente para medir os sinais de corporeidade acima mencionados, estes aspectos permitem-lhe tentar assumir o controlo quando flerta, mas pode haver excepções sobre estes pontos.

Não se pode esquecer que a sedução é uma arte em si, é desenvolvida como uma estratégia pessoal, a partir de cada recomendação pode trazer um sinal da sua própria personalidade, dessa forma pode ter sucesso nesta acção para conquistar uma verdadeira rapariga.

A timidez como estratégia de paquera

No meio de truques de recolha, pode deparar-se com um traço pessoal de timidez, mas esta condição é muito útil quando está concentrada a seu favor, em casos de necessidade ou interesse em ganhar uma rapariga, ou seja, quando a astúcia vem à tona, pelo que existe um lado sedutor da timidez.

Hoje em dia, através da tecnologia, é comum encontrar raparigas através de um ecrã, uma tendência que está a ganhar terreno sobre qualquer saída de bar, mas em vez de diminuir a comunicação, é considerada uma forma mais eficaz de evitar passar pelos tremores habituais.

Isto implica que, para pessoas tímidas, a imposição tecnológica é uma vasta arena de oportunidades, pelo que estes instrumentos para conhecer pessoas podem ser utilizados da forma correcta para alcançar resultados, uma vez que um contexto social muito mais controlado é ideal para pessoas tímidas.

Através de um aplicativo, toda a dinâmica de se conhecerem torna-se mais controlada, uma vez que mesmo as questões incómodas podem ser afastadas ou dissipadas com um emoji, tudo através de simples botões, deixando de lado o problema principal que os levou a não se atreverem a namoriscar.

O impedimento de conhecer novas pessoas tornou-se uma coisa do passado, uma vez que elas podem flertar livremente em salas de chat ou atrair a atenção através das redes sociais, sendo um ambiente onde se tem de ter o juízo para desencadear uma conversa, o que cria uma oportunidade, mas para este meio de sedução para trabalhar:

1.   Não é uma questão de como mas onde se pode engatar.

A principal vantagem de utilizar um aplicativo é que a formação de uma relação assume uma abordagem mais fácil, mas esta deve ser combinada com outras formas, ou seja, pode conhecê-la remotamente, até um momento em que haja uma data real, é uma perspectiva evolutiva da sedução.

A interacção social é um recurso que não deve ser perdido, pois mesmo as redes sociais permitem um tipo de exposição que pode ser apelativa para uma mulher, pelo que se pode passar gradualmente a desfrutar de diferentes emoções a nível pessoal, para que tudo se torne mais fácil ao ter um conhecimento prévio da rapariga.

2. Saída em grupo

Para desafiar qualquer nível de timidez é positivo contar com um encontro em grupo, especialmente sem um encontro, pode apostar em encontrar-se e destacar-se do círculo de amigos, dessa forma pode estar num encontro, sob uma atmosfera muito mais social, é a vantagem de se enquadrar com os amigos dos meus amigos.

Este método de encontro e namoro com raparigas é clássico, porque pode estar à frente do seu próximo parceiro sem pensar ou ter em conta, pelo que estes são pormenores a que deve prestar atenção, que a proximidade de um círculo social é um contexto muito mais agradável para pôr de lado a timidez.

Nem precisa de planear, pode simplesmente tirar partido do escritório, ou mesmo das actividades desportivas, o meio não importa, deve apenas estar apinhado e permitir-lhe conhecer mais pessoas sem forçar, pois fazem parte do mesmo círculo social e não terá de se esforçar ou sentir-se desconfortável.

3. Saber o que dizer e dar prioridade à capacidade de escuta

O segredo para diminuir essa característica tímida é praticar o que se pode dizer, ou pelo menos gerir diálogos na mente para que se esteja mais confiante, não importa como se aborde uma rapariga ou onde, o vital é que se retenha uma essência natural, mas sem soar fora do lugar.

Um primeiro contacto envolve sempre mais acção, ou seja, é um palco para as suas capacidades entrarem em acção, para além da timidez, pode obter um momento interessante quando coloca tópicos ou abre respostas em movimento, por isso a situação começa a estar a seu favor.

Num primeiro encontro ou outra saída, o mais aconselhável é seguir os padrões destes encontros, para que as capacidades interessantes sejam as que guiam cada momento, por outro lado as limitações que se podem tentar diminuir para esse dia, ou seja, a timidez pode ser ultrapassada desde que haja confiança com a rapariga e se vejam avanços de si próprio.

4. Elogios expressos que desculpam as suas limitações

Perante algum comportamento embaraçoso devido à sua timidez, pode dissipar esse momento na frente da rapariga fazendo um elogio como "desculpe, deixa-me nervoso", o que retira toda a tensão do que quer que tenha feito antes, e é um sinal de que se preocupa, mudando completamente o curso da cena para um ambiente sedutor.

Para qualquer homem tímido, pode ser difícil apelar ao serviço labial para engatar uma rapariga, mas com frases como estas que são simples e lhe tiram toda a pressão, pode estar muito mais relaxado sobre a conquista da rapariga que deseja, o que tem uma enorme influência na conquista, uma vez que se trata de usar as suas fraquezas como pontos fortes.

5. As capacidades de escuta são aumentadas

Perante a dificuldade de expressão, nada como dedicar toda essa energia a ouvir atentamente, descobrir os traços positivos da rapariga com quem se quer namoriscar, para além de ter um episódio de embaraço, não se pode dizer nada e olhar para ela para que ela comece a receber toda a sua atenção.

Deixar a sua linguagem não verbal assumir o controlo da situação é mais fácil, porque mesmo que não esteja a falar, pode optar por uma sedução mais sincera, é eficaz prestar atenção a estas acções, porque é um terreno mais fácil de dominar, até mesmo de utilizar esse conhecimento sobre a rapariga em seu proveito.

As formas mais brilhantes de flertar de acordo com estudos de peritos

A oportunidade de flertar não é acessível a muitos, em primeiro lugar, devido ao elevado grau de timidez, bem como à falta de auto-confiança, tudo isto na linha geral é sobre a adopção de um hábito ou um comportamento adequado na frente das raparigas, permitindo-lhe enfrentar qualquer situação com a sua personalidade a flutuar.

Através de livros de auto-ajuda muitos homens podem encontrar respostas, especialmente na superação das dificuldades de seduzir uma mulher com a maior confiança possível, o que significa que é sobretudo um passo que requer técnicas e uma visão pessoal, porque a sedução é única para cada homem.

Ou seja, o que funciona para um homem pode não funcionar para outros, pelo que alguns podem ter sucesso e outros podem falhar, pelo que estas são recomendações que não devem ser vistas como uma chave 100% mágica, mas podem ser vistas como métodos para melhor resolver uma situação de acordo com a sua interpretação.

Quando se trata de sedução, o tipo de rapariga que se quer seduzir, o ambiente em que ela ocorre, bem como o estado de espírito em que se encontra quando se trata de estabelecer uma ligação com ela, todos estes factores externos têm um papel a considerar, pelo que cada dica deve ser avaliada de acordo com a forma como se adapta.

- **Trabalhe no seu nível de humor**

Isto tem a ver com a formação de uma personalidade agradável, isto pode ser confundido com a procura em cada instância de ser engraçado, quando na realidade essa imagem também acaba por cansar uma rapariga, pelo que o que se deve visar é a emissão de comentários mais espirituosos, sendo uma aproximação e consolidação do laço social.

Uma forma simples de socializar com uma rapariga é através de brincadeiras, mas requer um critério para escolher o momento certo, bem como o tipo de comentário, de modo a conseguir um melhor efeito, o essencial é que não se chegue ao ponto de cansar a rapariga.

Em algumas circunstâncias enfadonhas, pode-se quebrar a atmosfera com uma piada, pois faz parte da capacidade de surpreender a rapariga, sem deixar de lado que é uma boa acção capturar a atenção no meio da sedução, encurtando qualquer silêncio incómodo que possa surgir.

Mas antes de fazer uma piada, pode mantê-la natural, dizendo-a lentamente sem gestos nervosos, e o tipo de posturas que apresenta deve estimular o nível de entusiasmo, quanto mais mudar de assunto para falar puramente de si.

- **Não se limite quando se trata de elogios**

O uso de elogios é uma acção com dois gumes, também requer mais cuidado, porque o melhor método para o usar é através de uma intenção de quebrar o gelo, também pode ser uma forma de gerar proximidade, apresentando assim sentimentos de empatia até que uma conversa natural seja estabelecida.

Trazer qualidades a um nível de reconhecimento é uma óptima forma de os aspectos psíquicos causarem uma impressão, ou seja, as suas intenções podem ser evidenciadas através dos elogios certos, deixando à mulher a responsabilidade de aceitar se ela reciprocamente esses elogios, tendo em conta o que sente.

Deve ter em mente que existem limites ao uso de elogios da forma correcta, onde se pode medir o momento através de linguagem não verbal, o essencial é que não há excesso que seja irritante ou que seja usado para atrair a atenção, nesse processo por nada no mundo, caso exponha as suas próprias virtudes.

Embora face a um elogio ou elogio, pode também expor-se a alguma reacção negativa, pelo que é um passo ou conselho imprevisível, especialmente porque cada mulher interpretará esse elogio de forma diferente, pelo que não há garantias sobre este recurso, mas se receber um elogio ou elogio, é vital que não apresente qualquer insistência.

- **Apresenta uma atitude amigável e atenciosa**

Não há dúvida de que uma atitude atenta para dar apoio é altamente valorizada, quando há um sinal desta vontade gerará um gosto pela rapariga, isto alimenta uma atmosfera positiva no meio da sedução ao ponto de ser vista como digna de confiança, por isso, em cada ocasião que tiver, deve expressar essa vontade de querer ajudá-la.

Em vez de fazer perguntas, pode optar por uma atitude muito mais resoluta, que realmente impressiona porque não existe uma atmosfera tão forçada, isto implica que não se deve apressar, mas manter uma compostura para não cair em excessos, de modo a não perder um resultado positivo.

Quando se quer fazer uma boa acção, não é necessário cair numa dinâmica movida pelo ego, muito menos eficaz para se encontrar como pessoa fria, por isso o que se deve apelar é uma atitude classificada como cavalheiresca, embora isto dependa da geração e do nível de cultura do ambiente.

O segredo para fazer funcionar a sedução

Conseguir que uma rapariga se derreta por si é possível seguindo os conselhos certos, sem a necessidade de escolher a melhor roupa, muito menos postular-se como a mais sexy diante das raparigas, o equilíbrio é justo, para não cair num excesso de personalidade intelectual, muito menos com o ego a 100% onde o dinheiro é imposto como uma prioridade.

A fim de conquistar completamente uma mulher, é crucial que a subtileza não seja abandonada, juntamente com outras regras fundamentais para que possa dar a melhor apresentação possível, para que possa romancear a rapariga que deseja, mas com o respeito de indicar que não está à procura de algo sério de antemão, se for esse o caso.

Construir uma relação baseada na sinceridade é a coisa certa a fazer, por isso é necessário tomar as seguintes acções que o ajudarão a obter os melhores resultados:

1.   Procura contacto ou aproximação com as mãos

Uma mulher quer ter ou sentir proximidade através do contacto, isto é possível através das mãos, pois elas podem imaginar muito sobre si, só de ver as suas mãos, para que possa começar a ajustar os seus acessórios ou tentar mostrar as suas mãos tanto quanto possível, quer escrevendo algo ou tocando um instrumento.

Ao usar as suas mãos em frente da rapariga, ela poderá ver como elas são, podem ser usadas como símbolo de atracção, atraindo assim a sua rapariga, fazendo-a olhar para as suas mãos até que ela se veja rendida aos seus pés.

2. Todas as mulheres adoram ter o seu cabelo beijado

Este é um passo muito simples com grande significado, embora para os homens isto tenha uma definição paternal, mas as mulheres adoram-no porque aquele beijo no cabelo ou na testa faz com que sintam uma grande protecção, por isso quando há confiança pode esgotar-se desta forma para se poder conhecer um sentimento mais querido para além do físico.

3. Comporte-se como um cavalheiro

Todas as mulheres adoram quando um homem pode comportar-se como um cavalheiro completo, por isso os detalhes sobre como abrir a porta, isto deve ser cumprido para que a sua empresa possa ser mais agradável para si, dessa forma pode fazer uma apresentação marcante como uma oferta natural, sendo uma ajuda para que ele queira estar consigo.

4. Valoriza o seu lado natural

Uma mulher aprecia realmente que pode ser amada com o rosto levantado de fresco ou sem maquilhagem, isto torna-se um elogio para qualquer mulher, para que se possa despertar esse tipo de apreciação, é um sinal sensível que pode ser explorado para ter uma proximidade sedutora sobre a mulher.

Para além de qualquer tensão sexual, é essencial que a estadia consigo possa ser associada a uma relação muito mais atenta, pelo que é muito mais fácil levar o momento a uma relação mais íntima, para que o nível de proximidade através da partilha de uma imagem mais natural possa ser explorado ao máximo.

5.   Olhá-la sempre nos olhos

O contacto prolongado com os olhos é uma forma ideal de abordar qualquer mulher, pode tentar transmiti-la para transmitir ideias e sensações, mas sem abusar dela, pois pode cair num extremo de intimidação da rapariga, a intenção é não parecer um perseguidor, para que ela não tenha uma reacção nervosa, mas sim procurar um efeito sedutor.

6.   Cuidar do nível de comunicação

Cada mulher adora falar, pelo que, como homem, deve manter uma atmosfera muito fluida para que seja gerado um elevado nível de confiança, para que sentimentos e preocupações possam surgir ou ser expressos, sendo aspectos emocionais que abrem o caminho para uma ligação duradoura.

Quando faz uma mulher sentir-se plenamente ouvida, bem como uma resposta recíproca, dá lugar a uma atmosfera amigável, ela vai querer sair consigo novamente, isto é importante e é testado nos primeiros encontros, precisa de trabalhar neste aspecto para que seja desejável aos olhos de uma mulher.

Como superar o constrangimento e engatar uma rapariga

Alguns homens têm dificuldade em namoriscar, seja por razões de timidez ou outras, este problema pode ser posto de lado, para que quando se chega a esse ponto de procurar uma rapariga, se possa alcançar um maior sucesso, conseguindo reduzir as barreiras que existem para encontrar uma mulher que o atrai para formar uma relação.

A facilidade ou meio de estabelecer conversas, é uma habilidade que se consegue progressivamente, porque para além do namorisco, é importante que não se perca o foco de conhecer pessoas, porque o essencial é desfrutar e divertir-se, ao ponto de se poder relacionar com um maior grau de segurança, de perder o medo que se pode conquistar.

- ## Vá pela sua personalidade

É essencial que a sua personalidade como homem não mude em função do encontro com uma rapariga, porque quando há algum avanço não será interpretado como autêntico, porque mais tarde a sua verdadeira personalidade será exposta e pode não ser agradável para a rapariga.

Uma regra de ouro é evitar mentir sobre si próprio, muito menos sobre o que faz ou a sua idade, isto só dá uma má imagem de si, desta forma não irá muito longe no encontro com a rapariga, pois a certa altura a verdade virá ao de cima, para que no futuro tudo se possa transformar em caos.

- ## Colocar o gozo do momento em primeiro lugar

Os planos de paquera precisam de andar de mãos dadas com a diversão, uma vez que após cada convite o ideal é dar prioridade à diversão, o que ao mesmo tempo diminui qualquer intenção de o ver como um simples caçador, mais uma mulher valoriza a intenção que mostra de a conhecer, em vez de apenas um objectivo sexual ou directo.

Abandone essa postura invasiva, deixe de lado esse tratamento vazio para que a naturalidade seja o principal, especialmente porque vai sair com uma rapariga de quem gosta e isso deve ser notado na atitude de se divertir, o mesmo acontece se sair sozinho, é melhor concentrar-se em explorar o lugar e o que pode fazer, por muito que se possa namoriscar.

Não há problema se não houver nenhum avanço nessa ocasião, a melhor coisa a fazer é recordar a experiência e emitir sempre uma grande simpatia pela empresa da rapariga, diminuindo assim as obrigações de fazer dela um cenário divertido, o que por sua vez faz com que pareça mais encantador, uma vez que se dá prioridade a passar tempo e tempo com ela.

- **Pense na sua aparência física**

Em cada saída é essencial que se apresente uma aparência adequada ao contexto, bem como uma referência pessoal muito mais consciente, não se trata tanto de investir em vestuário, mas em higiene, o asseio é uma marca que as mulheres valorizam amplamente, por outro lado, qualquer sinal desgrenhado apenas causa rejeição.

O grooming masculino engloba cabelo, barba, e quaisquer outros detalhes que possa ajustar antes de sair, deve pensar em usar algum creme que possa aumentar o tipo de look que transmite, o essencial é conseguir um estilo muito mais radiante, uma vez que essas características pessoais são deixadas ou estimadas muito mais do que alguns músculos.

Um homem para além de qualquer personalidade rude, deve também ter um cuidado pelo que emite, não há desculpa para o negligenciar, pois é apenas um passo básico, pois é higiene, e o segundo é algum complemento como perfume para reafirmar essa essência, sem excessos de qualquer tipo, nem nos cuidados nem no perfume.

- **Seleccionar planos relaxados e evitar desconforto.**

Quando se está a organizar um encontro ou um plano, onde se tem alguma expectativa de namoriscar, é vital que se cuide do estado de espírito do momento, isto inclui até o tipo de comida que se escolhe, porque algumas mulheres podem achar desconfortável estar com um homem que está a comer alho ou que está bêbado.

A composição é um ponto chave, a menos que haja um nível de confiança muito mais avançado, porque há pormenores que mesmo com pastilha elástica ou cuidados que não conseguirá evitar, mesmo os seus amigos podem sentir-se incomodados com estes gestos, não deve abusar da confiança que existe, uma vez que alguns aspectos estão relacionados com a tolerância.

- **Brincar com o poder sedutor da aparência**

No meio da construção de relações, uma forma de criar uma atmosfera próxima é através do contacto visual, é simples e pode levar ao riso nervoso, ou algum tipo de reciprocidade, esta acção é tão crucial que se acredita que quando falha, não há muito a fazer para ganhar o interesse da rapariga.

A troca de olhares consegue uma abordagem muito mais tentadora e atraente, porque é capaz de despertar qualquer nível de faísca, a próxima coisa a fazer é mencionar alguma frase que pode secundar um passo físico, o contacto visual ajuda a rapariga a pensar que pode pensar que está a receber toda a sua atenção.

A única medida a considerar é que não são visuais agressivos ou intensos, bem como gerir o tipo de contexto, uma vez que quando se está entre amigos esse tipo de atitude pode ser classificado como deslocado, o principal a medir é que se tem a oportunidade de retribuir esse olhar com um sorriso.

• Criar temas de conversa agradáveis

Incorporar tópicos interessantes é o ideal, porque pode obter a opinião deles, além de se conhecerem completamente, é uma linha muito mais mútua que liberta a pressão de namoriscar para que se torne um momento agradável de conversa, para o qual se pode procurar um terreno comum ou uma paixão.

Uma acção negativa que não deve fazer por qualquer razão, é trazer à tona tópicos que geram conflitos ou são extremistas, esse tipo de noções apenas complicam o seu conhecimento, e ela pode até não gostar de qualquer posição que tenha sobre um tópico pelo qual seja apaixonada, pelo que é aconselhável ser receptiva e trazer à tona tópicos abertos.

Por outro lado, envolver-se em tópicos familiares sem qualquer tipo de confiança também não é um terreno útil, pelo que uma categoria mais genérica é colocada em hobbies, tipo de música ou filmes da sua preferência, o essencial é que sobre os tópicos não apresente uma atitude de conhecimento geral, e esteja disposto a aprender com esse contacto.

Acções infalíveis que todo o homem deve conhecer

Para flertar de uma vez por todas, deixando para trás os obstáculos, é preciso dominar certas técnicas úteis para os homens, uma vez que a acção de conquistar não é um simples passo, e a primeira coisa com que se deve lutar é a falta de confiança e timidez, isto é o que torna qualquer estratégia de sedução sem sentido.

Quando o namoro se torna muito complexo, não há dúvida de que pode apostar numa ajuda muito mais eficaz, é uma garantia apropriada para dar esse passo definitivo, que é enquadrado através dos seguintes truques:

1.   Tire o máximo partido do seu sentido de humor

O humor é uma qualidade fundamental aos olhos das mulheres, razão pela qual se insiste tanto em ser engraçado para as mulheres, especialmente quando estas procuram uma fuga à rotina, razão pela qual um homem negativo não tem qualquer hipótese quando se trata de namoriscar, de facto, está exposto a uma rejeição constante.

Mas quando se trata de humor, não se trata de o usar ao extremo, a moderação é útil para que não se torne um traço tão esgotante, as piadas excessivas estão totalmente deslocadas, a aposta deve ser persistente na naturalidade, para que os gestos indesejáveis sejam diminuídos.

2. Manter uma atitude cordial

A cortesia é um sinal e uma forma de ser que se deve tentar não perder, porque uma mulher não procura ser séria com um homem rude, muito menos quando estão apenas a namoriscar, o que obriga a gentileza a ser uma exigência persistente, sendo uma atenção que faz qualquer mulher sentir-se bem.

O apreço de uma mulher por este tipo de cortejo é único, pelo que se pode concentrar no básico, como evitar interrompê-la, o que se segue é acompanhá-la, pois isto traduz-se num cuidado atento, mas tenha em mente não exagerar.

O lado cavalheiresco de um homem não deve ser avassalador, caso contrário perde qualquer tipo de brilho, e chega mesmo a ser recebido como uma acção sem sentido, o essencial é que não é avassalador com a rapariga, para além de evitar a todo o custo apresentar um comportamento machista, porque estas são atitudes que não o levarão a lado nenhum.

• Postula tratamento sensível

A sensibilidade de um homem é um enorme ponto de atracção, por isso, ao mostrar que tem esse tipo de visão, aproxima-se facilmente das mulheres, só precisa de ser doce, dessa forma pode estar mais atento a um nível emocional, mas desde que se sinta confortável para ter essa postura.

A sensibilidade pode facilmente fundir-se com confiança e força, uma vez que são elementos que moldam a sua personalidade, que anda de mãos dadas com esse lado masculino, não pode hesitar em encontrar um equilíbrio para que este se concretize no seu comportamento até ser o centro da atenção das mulheres.

• Sem manipulação e com naturalidade em cada acção.

Quando se trata de namoriscar, nenhuma situação deve ser forçada, pois isso apenas aumenta a possibilidade de afastar a rapariga do seu lado, pelo que qualquer atitude falsa quando detectada apenas o empurra para receber rejeições, pelo que uma resposta que não falha é a naturalidade, para que em cada contacto haja sinceridade e um tratamento relaxado.

Nenhuma mentira, por muito argumento que tenha, será bem recebida por flertar, uma base construída sobre falsidades, só acabará por desencadear um resultado caótico para ambos, o que indica que o excesso é um inimigo a não incorporar nas suas relações, para que chegue a uma conquista muito mais agradável.

- **Respeitem o seu espaço**

O contacto com uma mulher não deve começar com um encontro intenso, este é um erro comum especialmente no início ou quando uma relação ainda não está madura, é grave porque diminui as liberdades de ambos, o respeito pelo espaço um do outro é uma questão a não descurar.

A fim de não gerar algum tipo de cansaço emocional na rapariga, deve evitar interferir na sua rotina, mas antes tentar fazer parte do seu ambiente, sem invadir demasiado a sua privacidade, esse nível de relacionamento é agradável para que em algum momento ela sinta a sua falta e tenha a iniciativa de lhe pedir para o ver.

• Não esqueça a originalidade

Monotonia quando o flerte é um inimigo comum, é por isso que o selo original que possui como homem, ajuda-o a obter um lugar privilegiado e de confiança na vida da rapariga, além de ser muito limitativo que no meio da sedução emita um elogio que já foi ouvido e publicado milhões de vezes.

Os planos de conquista não devem ignorar a diversidade de opções, é vital que se possa propor fazer algo diferente, especialmente o que implica divertir-se, para manter vivo o ambiente em que se pode pensar em incluir surpresas, isto é fundamental para ganhar mais dinamismo à frente da rapariga.

Os gostos de ambos são o que deve orientar a direcção da relação, também em cada fase da sedução deve ter calma, é melhor deixar tudo fluir do que exercer pressão, o processo de conquista requer uma pausa para os momentos a recordar até que eles queiram tê-lo como parceiro.

Como ter sucesso na datação

Compreender os detalhes mais importantes no namoro, é um passo que pode abrir muitas portas ao namoro sem tantos contratempos, até que obtenha um maior número de respostas positivas que são esperançosas para o seu amor futuro, para que considere estas medidas:

- **Diversifique as suas estratégias ou locais de recolha**

É essencial que não tome tudo como garantido quando namoriscar, ou seja, não existe uma forma perfeita, mas pode considerar outras medidas, pelo que os seus horizontes devem estar abertos a mais opções que lhe permitam namoriscar com raparigas naturalmente, uma mentalidade que apenas o impele a conhecer raparigas em festas, limita-o de outras possibilidades.

Nunca se sabe ao certo onde se pode encontrar o amor, por isso uma visão mais aberta torna o processo mais fácil, deve jogar todas as suas cartas até encontrar uma mulher de quem realmente goste, especialmente quando há tantas mulheres à espera ou à procura de um conquistador, por isso deve ter os olhos mais abertos e dispostos.

Onde quer que vá há uma grande situação para encontrar raparigas ou amigos, isto pode ser no trabalho, na rua, no café ou em qualquer tipo de ambiente público, todos são uma oportunidade em si, mas deve considerar estes pontos-chave:

Interagir com uma rapariga num supermercado pode ser uma actividade complicada, porque a maioria delas não existe para qualquer outro fim, mas para cumprir o seu objectivo, por isso é preciso ter tacto com o que se tenta apanhar nestes ambientes.

Um favorito popular é um ambiente de discoteca, já que um grande número de raparigas vem com um claro propósito de namoriscar, ou pelo menos de se divertir, para que se possa misturar melhor com a multidão, sem que seja necessário ir buscar uma rapariga.

A melhor forma de conversar ou conhecer uma rapariga é através de mercados e ambientes exteriores, o que a torna um ambiente mais receptivo, ao ponto de estabelecer conversas muito mais confiantes, o que importa é divertir-se e ao mesmo tempo cuidar de detalhes como um sinal de interesse.

Alguns homens usam como regra geral para se apresentarem numa zona cheia de gente, usando um anel que lhes dá um estilo mais interessante, isto é muito mais centrado nos homens maduros, mas caso contrário, quando se observa uma mulher com um anel é melhor não insistir se não houver iniciativa da parte dela, pois expõe-se a uma clara rejeição.

• Estudo em profundidade sobre as relações emocionais

Para cada país, algumas tradições sobre o tipo de relação que se desenvolve podem ser estabelecidas como norma, mas também se pode personalizar esta investigação, onde se podem clarificar alguns dos paradigmas que se têm sobre as relações, ganhando inteligência emocional, o que é muito útil para saber como agir quando se namorisca.

Uma das questões mais clássicas é descobrir do que uma mulher gosta ou é atraída por um homem, para que se possa ter uma ideia de como a mente das mulheres funciona, e ao incorporá-la com a sua personalidade, pode-se exercer um poder social impressionante, há sempre muito a saber sobre questões emocionais.

Gerar uma melhor impressão social é possível, tudo graças ao poder da informação, uma abordagem muito mais consciente do que as mulheres querem, um elevado grau de atractividade, porque se pode desenvolver um estilo cavalheiresco e bem-humorado que seja bem sucedido, mas acima de tudo realça os seus pontos fortes.

Uma forma essencial de ganhar confiança no flerte é através da inquirição, o poder social através da informação é reconhecível, o que ajuda a ganhar a capacidade de estabelecer conversas com um comportamento de confiança, deixando de lado o medo, que é muito poderoso em ser atraente para uma mulher.

• Traga para fora a melhor versão de si mesmo

Em nenhuma fase de um flerte se pode procurar conquistar uma rapariga com falsidades, pois a sua personalidade é muito perspicaz e sensível ao mesmo tempo, pelo que podem detectar um engano e é pouco provável que o ignorem, é desrespeitoso e comprometedor estar a fingir algo que não se é.

Ao mesmo tempo, uma versão negativa de si mesmo deixa pouco a desejar sobre uma mulher, porque não estão à procura de um homem para consertar a sua vida, por isso, a longo prazo, deve trabalhar para pôr de lado as preocupações e os medos, para que possa ser uma melhor combinação para qualquer mulher.

A perspectiva ao seduzir uma mulher deve ser fixa, mas sem a necessidade de falar demasiado ou exagerar alguma estratégia de sedução, é melhor manter a bondade de um bom tratamento para que haja um interesse real.

- ## Melhore a sua linguagem corporal de uma forma positiva

Não há dúvida de que um elemento ou aspecto como a linguagem corporal é um elemento que conta e pode começar a trabalhar nele de pé com as costas direitas e mantendo sempre o contacto visual completo, tudo isto deve ser colocado no mesmo pacote, o essencial é que tudo o que envolve comunicação seja melhorado.

A linguagem corporal é uma transmissão de muitos detalhes a ter em mente, sendo um sinal que se pode tornar mútuo, por esta razão é uma forma de comunicação a valorizar, enquanto se pode aprender sobre esta demonstração, pode-se obter melhores resultados numa data, por isso ponha em prática as seguintes regras:

Aumentar o nível e estabilidade do contacto visual, demasiado contacto visual pode ser mais passível de ser transmitido do que demasiado pouco.

Olhe para ela e sorria, no meio do contacto visual deve acompanhá-la com um sorriso que possa tornar o ambiente mais agradável, sem necessidade de desviar o olhar ou muito menos, o essencial é que o sorriso faça a sua própria coisa.

Não olhes fixamente, o que deve ser praticado não é olhar fixamente para o teu corpo, porque no início a atenção deve estar voltada para a conversa.

Mantenha sempre uma postura aberta, para isso deve conseguir uma postura relaxada dos braços até manter as pernas descruzadas, em todas as circunstâncias os seus ombros devem estar de volta, com a cabeça nivelada a um nível estável, para que possa fazer uma apresentação confiante de uma forma completa e com capacidade de resposta.

Trabalhe na sua comunicação, porque um gesto como a gagueira apenas o afasta da pose atraente, pelo que o objectivo é falar com total clareza, caso contrário pode ser interpretado como uma personalidade duvidosa.

Sente-se com uma vénia próxima da rapariga, pois possui interesse em falar com ela, deve manter-se atento e próximo, caso esteja sentado pode procurar estar mais próximo dela, pois os rostos estão alinhados.

- ## Considerar a confusão da linguagem corporal

No meio de um encontro, tal como posa a matéria, pode destacar uma parte de si próprio tocando-a com as mãos, por outro lado, a interpretação dos gestos que uma rapariga emite também é importante, porque no caso de tocar nos seus lábios quando fala consigo, pode ser tomado como uma insinuação.

O interesse de uma mulher pode ser medido por este tipo de observação, é um incentivo importante, embora por vezes possa simplesmente causar comichão, por isso quaisquer pistas devem ser tiradas com um grão de sal.

- ## Cada acção conta

Ao pensar em determinar se uma rapariga está ou não interessada em si, a coisa certa a fazer é tomar a situação nas suas próprias mãos, porque isso é melhor do que esperar três anos ou viver na dúvida eterna, ou seja, ao não agir, sente-se ou experimenta uma grande margem de consequências adversas.

A lentidão para conquistar o coração de uma mulher pode ser um aspecto negativo a lidar, especialmente porque na maioria dos casos não funciona, especialmente porque as mulheres esperam pela ousadia de um homem, por isso quando se tem a oportunidade de dizer o que se sente, não se pode hesitar.

A demonstração de interesse por uma rapariga, é uma acção contínua para a capturar em cada encontro, para chegar a esse ponto é preciso ultrapassar o medo da rejeição, só precisa de encontrar a oportunidade certa.

As mulheres modernas não estão dispostas a esperar demasiado tempo, mas devem ser recebidas com um convite activo, pelo que a decisão de agir deve ser apresentada, quer seja atraente ou não, é vital manter a coragem de a convidar a sair, e até dar o passo seguinte para uma aproximação.

Quando se sente atraído por uma rapariga, é essencial que espere pelo momento certo para apresentar outro convite, pois é melhor postular as suas intenções progressivamente, o timing perfeito ajuda a manter o encanto.

As formas mais eficazes de engatar uma rapariga

Quando se quer namoriscar e obter os resultados que se espera com uma rapariga, deve-se considerar cada detalhe, especialmente quando não se exterioriza esse desejo, o básico é emitir um convite para simplesmente falar, é essencial que se mantenha a persistência e se possa usar os passos seguintes:

1.   Organizar uma lista

Antes de flertar, pode criar uma lista das suas preocupações em relação a uma rapariga, isto pode ser falta de tópicos, falta de planos ou ambiente desconfortável, ao desenvolver esta lista poderá concentrar-se na superação da adversidade, uma base inicial permite-lhe dar esse salto ou pressionar para agir.

2.   Cuidar da fluência de uma conversa

Uma entrada no meio do namorisco, é essencial criá-lo sob os tópicos de conversa que são apresentados, onde se deve evitar receber uma resposta fria, mas quando acontece o que se deve fazer é desistir desta ideia, afixar uma última tentativa de namorisco, porque pode acontecer que o tópico que está a abordar não se enquadre no contexto ou intenções.

Por outro lado, quando recebe uma resposta calorosa ou compatível da rapariga, deve deixar a conversa fluir naturalmente, que é a forma de ter um desenvolvimento muito mais apaixonado.

Não há dúvida de que um grande desafio é ter uma conversa com alguém que mal conhecemos, mas desde que o tema da conversa se torne mais fácil, ela poderá participar de uma forma aberta, onde poderá incluir opiniões inconsequentes, tais como destacar o tipo de música no ambiente, sem diminuir a honestidade do tema e entrar em mais detalhes.

Tente não transformar a conversa numa entrevista, pelo que perguntas como o que faz na vida, onde vive ou onde estudou não são apropriadas, porque podem ser irrelevantes para a questão emocional, e ainda menos apropriadas se provêm de uma sucessão rápida que a transforma em assédio, é melhor ser espontâneo.

3.   Tirar o máximo partido do humor

Uma linguagem universal com a qual se encaixa nos outros é através do humor, a sensação que transmite é muito positiva, mas há tipos de piadas para cada pessoa, pois nem todas funcionam da mesma maneira, pelo que se pode avaliar a situação até haver uma situação de resposta simpática, usando o humor como uma abordagem subtil.

Não importa que tipo de concepção tenha do seu sentido de humor, pode tentar deixá-lo sair no meio de uma conversa, pode avaliar se deve parar ou continuar com o riso da rapariga, mais quando há interesse envolvido, ela será solidária para manter o humor e fazer com que se sinta melhor.

4.   Os elogios devem seguir um nível subtil

Cada elogio que se faz deve ser expresso naturalmente, é isso que sustenta uma conversa fluida, e no caso de surgir um dilema, esse tipo de conforto a discutir é gerado pela confiança construída, onde um elogio pode ser inserido sem que a conversa pare, é um flerte mínimo com uma linha única.

A resposta que deve esperar de um elogio é que a rapariga concorde ou aceite, por isso não deve julgar ou posicionar-

se para avaliar se ela está egocêntrica, ou se está emba-
raçada com isso, ela pode até querer retribuir o elogio, o essencial é que a deixe saber o quanto se diverte com a sua
presença.

5. Demonstra a vontade ou disposição que possui

Uma rapariga não gosta de namorar uma pessoa que não
possui auto-confiança, quanto mais não responde honesta-
mente às suas perguntas, pelo que o amor ou a atracção por
rapazes sensíveis que estão concentrados nos seus interesses e possuem um sorriso permanente por fazerem o que
gostam, sem terem vergonha disso, pode prevalecer.

Não se afaste da crítica, pode subtilmente acrescentar o seu
ponto de vista sobre algo como; não pense que é exagerado
ou extremista, pode variar a frase, mas pode deixar a questão em aberto para saber o que ele pensa, pode também
fazer piadas que são gentis porque um tipo pode ser atraído,
mas não deslumbrado, pode ajudá-la a melhorar.

6. Pergunte pelo seu número e mantenha-se em contacto

Uma vez chegado esse momento crucial de terminar um encontro, é altura de pedir o seu número, morada, rede social ou qualquer coisa que o mantenha em contacto, o que ao mesmo tempo reafirma o seu desejo de vê-la mais uma vez, isto pode ser acrescentado com uma declaração do quanto se divertiu.

Os planos para voltar a vê-la são revelados quando se manifesta esse desejo de partilhar com ela mais uma vez, caso ela não lhe forneça quaisquer dados de comunicação, não deve deixar de ser educado, mas quando obtiver uma resposta positiva, deve ter em conta a espera de um tempo prudente para marcar um próximo encontro, de modo a não parecer tão desesperado ou desinteressado.

7. Entra na mentalidade certa para um bom primeiro encontro

Um bom encontro é aquele em que não se passa muito tempo juntos em silêncio, porque a interacção é posta em marcha, mas isto não significa que se deva escolher locais onde não haja oportunidade para conversas, tais como cinemas, concertos, etc., o melhor em todas as circunstâncias é um espaço para falar e conhecer-se mutuamente.

Ao mesmo tempo, não é apropriado escolher um local caro apenas para impressionar, pois pode estar a transmitir a imagem errada de si próprio. Para tomar uma melhor decisão, pode criar uma lista de ideias e alternativas que preencherá um grande momento para ambos, especialmente porque as mulheres preferem o homem para organizar as datas.

Se tiver alguma ideia adicional enquanto estiver na data, como ir de patins ou alugar um carro, ir ao cinema, etc., isso pode ser uma boa sugestão, mas depende do seu estado de espírito e de como a situação está a correr, mas o menos arriscado é seguir o clássico como o almoço ou acompanhá-lo com um café, o essencial é que há opções para continuar a passar tempo juntos sem se aborrecer.

Ofereça-se para pagar sem insistir demasiado, no gesto tradicional do cavalheiro, é habitual manter o convite até a conta estar coberta, por isso a escolha do local deve ser ajustada às suas possibilidades, as mulheres adoram esta imagem convencional e outras vão querer pagar contas divididas, é melhor emitir o comentário e ver o que ela prefere.

Não invada demasiado o seu espaço, num primeiro encontro o espaço é um sentimento de respeito a preservar, porque não vai casar com ela nesse momento, por isso desde o início, quando o encontro estiver marcado, não ligue insistentemente, especialmente quando se vai encontrar nesse mesmo dia, é melhor ter algo para falar de uma forma pessoal.

Quando recebe uma mudança de planos, deve deixar em aberto o benefício da dúvida, porque em caso de uma rejeição total, teria telefonado minutos antes e sem a opção de sair outro dia, pelo que esta comunicação de reprogramação não deve ser mal interpretada se não for para ser paciente e medir o seu interesse.

Como namoriscar com um amigo

Quando se quer namoriscar com uma rapariga, há muitos inconvenientes envolvidos, mas quando se trata de uma mulher conhecida como a sua amiga, tudo muda completamente, uma vez que há mais factores envolvidos para que possa surgir uma verdadeira ligação, onde se deve ter em mente os seguintes aspectos:

- **Razões dos riscos**

Não há dúvida de que esta situação de sedução é uma das mais delicadas, mas pode ter em mente que normalmente ela não deixaria de ser sua amiga só porque a convidou para sair, mesmo que ela não queira sair consigo, o problema surge quando ela manifesta uma recusa e você não a aceita, mas tenta convidá-la novamente para sair.

Por outro lado, quando emite um convite normal como amigos, a rapariga pode pensar que continua com um interesse superior ao da amizade, por isso, quando possui qualquer desejo de namorar o seu amigo, deve considerar que se expõe a uma possível rejeição, e mesmo desapontamento por já não ser amigo, há muitos cenários.

• Esperar algum tempo sozinho

Para que não tenha o medo ou a possibilidade de algum embaraço em frente de amigos mútuos, pode encontrar uma ocasião que seja mais íntima para ambos, para que não importa quais sejam os factos, se sinta muito mais confortável, não há necessidade de passar por um momento cheio de dor no coração se for paciente.

• Emitir um simples convite para sair

Em vez de emitir uma incómoda declaração de amor, pode deixar tudo em termos de amizade apenas convidando-a a sair - por muito que ame a sua amiga, se expressar esse tipo de sentimentos, não vai mudar nada porque não está a transmitir uma razão para sair consigo.

É melhor que os seus sentimentos possam ser mantidos discretos, para que possa ver o plano de sair como mais uma oferta habitual, sem compromissos, até que aumente as suas hipóteses.

Tenha cuidado em mostrar o seu interesse em convidá-la para um encontro romântico, é melhor que prevaleça um simples encontro para passarmos tempo juntos, embora quando for muito óbvio não seja suficiente esconder o que sente, pois isto pode até criar alguma confusão.

- **Manter o controlo da situação**

Não importa como foi a oferta de um encontro, deve fazer com que seja uma regra geral permanecer maduro e educado, esta é uma responsabilidade de não prejudicar a relação que tem com a sua amiga, embora faça parte dos riscos deste tipo de gosto, e quando ela diz sim, ainda precisa de ter compostura, antes de mais nada.

O primeiro encontro ainda não teve lugar, pelo que a calma é uma forma indispensável, se houver alguma recusa deve evitar sentir a necessidade de retaliar, mas antes pedir desculpa, evitar chorar pela rejeição, pois esta pode ser uma forma de forçar algo que ela não sente.

Como pegar um colega de trabalho

No ambiente de trabalho desenvolve-se uma interacção social inevitável, isto pode levá-lo a querer paquerar uma rapariga que faz parte da sua equipa de trabalho, mas ao mesmo tempo é uma escolha complexa porque pode alterar o futuro do ambiente de trabalho, para dar esse passo definitivo, pode ter em conta as seguintes medidas:

1.   Analisa os riscos

Não há dúvida de que, num ambiente de trabalho, alguma hipótese de engatar uma rapariga é real, mas ao mesmo tempo é um risco, pois numa acção positiva ou negativa estará a trabalhar perto dela, o que pode ser desconfortável, pelo que cada detalhe conta no meio deste tipo de sedução.

O nível de conforto que deseja manter no trabalho é um factor a considerar, uma vez que pode haver resultados a ter em conta, para que possa ter o cuidado de desenvolver medidas para diminuir o impacto negativo, mas o que precisa de ter em conta neste caso é a sua vida profissional, para que não seja caótica depois de uma descoberta acontecer.

2. Ter em conta o ditado "não defecar onde se come".

Este ditado tem sido aplicado ao longo do tempo, para cada país tem alguma variação, mas o seu significado é claro, pois implica que quanto mais próximo estiver de pessoas que não estão relacionadas com o laço amoroso, mais agradável será sair num encontro, caso contrário estar com elas pode ser um drama total e permanecer imerso em stress.

Em matéria de trabalho, isto apenas indica que pode fazer melhor em pegar numa rapariga que não esteja relacionada com esse ambiente, ou pelo menos que não esteja tão próxima de si frequentemente, sendo outro aspecto que pode evitar para não cair em tédio ou problemas de coexistência.

Se não trabalhar numa grande empresa, pode fazer da recolha de raparigas de outro departamento uma regra, de modo a que não haja tantas circunstâncias contrárias com que lidar, isto diminui o nível de embaraço porque ela estará num ambiente diferente do seu, pelo que não há tanto stress sobre o resultado.

3. Emite uma atitude respeitosa

O respeito é um elemento fundamental para sustentar qualquer tipo de relação, e no namoro isto faz mais sentido, por isso quando se lida com uma rapariga relacionada com o ambiente de trabalho o respeito é fundamental, por isso cada proposta deve ser estimada do seu ponto de vista, ou seja, pensar como é que ela vai aceitar tal proposta ou comentário.

Por outro lado, conhece a rapariga pelo simples facto de ela frequentar com vontade de trabalhar, não com a intenção de procurar um rapaz, por isso tem de se ter cuidado, o mesmo é verdade se for um ambiente muito stressante, ela não vai querer sair com alguém que a lembre daquele lugar, pode até ser interpretado como se ela continuasse a trabalhar.

É crucial que não faças a rapariga ter medo de ir trabalhar porque ela irá encontrar-te, por isso, antes de a convidares para sair, podes avaliar que tipo de futuro a relação terá, ou se ela é uma rapariga que tem a mesma visão para uma relação ou um namorico passageiro.

No meio da conquista da rapariga não deixe de ser educado e conciso, especialmente quando há alguma recusa em sair consigo, não há razão para cair em algum tipo de insistência, mas sim para continuar com uma forma amigável, pois insistir é raramente apreciado, pois podem não estar realmente interessados, e tudo se torna aborrecido.

4.   Agir discretamente

No caso de um convite para sair, deve também considerar que alguns colegas não gostam de estar num ambiente de romance, muito menos quando o objectivo é que haja desenvolvimento do trabalho, mesmo para os superiores isto é visto como uma diminuição da produtividade, ou vai contra o comportamento aceite.

Porque no meio de um cenário de trabalho, podem ocorrer distracções devido a essa conquista, bem como stress relacionado com o trabalho devido à separação, por isso, antes de convidar uma rapariga para sair no trabalho, deve tentar, tanto quanto possível, tornar as suas intenções não tão perceptíveis.

Uma chave é manter a mesma dinâmica ou forma de trabalhar ao conquistar ou namorar a rapariga, de modo a que os ambientes não sejam misturados, isto evita que os chefes tenham qualquer desacordo com o destino dessa conquista, além disso as datas devem ser mantidas com uma regularidade que não altere o ambiente de trabalho.

Não se esqueça que, no ambiente de trabalho, o mais importante é o trabalho, tudo o resto é de importância secundária,
não importa o que aconteça a ambos na relação, e isso é
uma atitude a manter.

Dicas sobre como engatar uma rapariga quando se está na estrada

Uma oportunidade de se abrir à aventura é quando está
numa viagem, por isso, se conhecer uma rapariga, pode considerar flertar com ela usando as técnicas e dicas apropriadas para ter sucesso nesta tentativa de mudar a sua vida
emocional.

• Analisa o tipo de dinâmica de um romance de viagem

Uma viagem pode ter o motivo de diversão familiar, bem
como diversão total, no meio dessa dinâmica pode encontrar-se num café ou num local com uma rapariga com quem
pode namorar no meio dessa aventura, também é uma forma
de não passar esses momentos sozinho.

Ao viajar para o estrangeiro ou dentro do país, pode descobrir cada ambiente com melhor companhia, onde pode considerar a opção de flertar, uma vez que não representa um

problema em si, porque enquanto viaja pode manter um tratamento muito mais agradável, mesmo viver cada momento que a transferência oferece, mas sem o tomar como mais um ou algo passageiro.

- ### **Mostra uma atitude muito mais directa**

Não se pode dar ao luxo de flertar com uma rapariga quando se está disposto a mentir, muito menos esconder qualquer informação, isto só criará um laço falso e não fará muito bem a ambos, especialmente porque é mais intrigante flertar com uma pessoa que está apenas de passagem numa viagem ou como um contacto que surgiu espontaneamente.

O melhor neste tipo de relação é que não tem de se submeter a um compromisso prematuro, mas que ambos reconhecem que se encontra numa situação aventureira e que as possibilidades são mais abertas.

Uma viagem em si é um tema de conversa, por isso é um cenário fácil para iniciar uma relação, não há problema de ficar sem ideias ou algo do género, por isso os esforços tradicionais são postos de lado, basta mencionar algum detalhe ou lugar que está a visitar para se aproximar da rapariga.

- **Ao namoriscar com uma rapariga, tem de ser rápido**

No meio de uma viagem, não há lugar para qualquer atitude tímida, muito menos para agir demoniosamente, se quiser um encontro, uma noite fora ou encontrar-se com ela, deve tomar as medidas necessárias para o fazer sem procrastinar, pois corre o risco de não a ver mais, e ela não saberá que tipo de interesse tem por ela se não o mostrar.

Em vez de ir devagar e apenas pedir o seu número, pode sugerir uma data na estrada, dessa forma pode também trazer à tona um tópico de conversa onde sugerem lugares a visitar e vice-versa, para pensar noutra abordagem, a chave é manter uma postura aventureira mas flertadora.

- **Não hesite em permanecer fiel**

Quando tiver uma namorada ou alguém que esteja à sua espera quando regressar da viagem, não deve procurar ter algo com uma rapariga na viagem por qualquer razão, porque é uma atitude cobarde e ao mesmo tempo injusta para a rapariga na viagem, porque ela pode descobrir e isso cria caos no meio da viagem, é um assunto pesado para a sua consciência.

É o mesmo que se voltar para descobrir que a sua rapariga foi passar um fim-de-semana fora com outro homem, ou por outro lado, continuou a sentir falta da sua companhia, por isso não ponha nenhuma relação em risco, ou brinque com os sentimentos de ambos, porque pode acabar num desastre emocional.

Em qualquer caso em que deseje terminar a sua relação porque meditou durante a viagem, idealmente deveria primeiro ser capaz de pôr essa relação de lado de modo a poder abrir-se a outra, não vale a pena andar nas costas de ambas as raparigas, ser solteira dá-lhe mais oportunidade de agir independentemente.

Dicas sobre como engatar uma rapariga em qualquer circunstância

Independentemente do cenário ou situação em que se encontre, o namorisco torna-se uma arte em si, uma vez que cada performance conta e as impressões que pode gerar estão em plena expectativa, para pôr de lado a pressão que existe neste processo, pode aplicar as seguintes dicas:

1. **Pratique cada dica**

A prática das técnicas acima referidas é o que fará de si um mestre da sedução, ou pelo menos aumentará as suas hipóteses de sucesso com as mulheres, pois terá uma quantidade significativa de confiança, o que lhe permitirá livrar-se do medo, e mesmo ter uma relação feminina com as mulheres.

A fim de ter uma melhor perspectiva do namoro, vale a pena conhecer e investigar a formação de relações, sendo uma forma mais viável de se dar bem, isto ajuda-o a habituar-se a ter esse tipo de contacto sem nervosismo, o que facilita a comunicação deixando completamente de lado o aspecto intimidante.

2. Emitir um acordo equilibrado

Deve tratar sempre uma mulher como sua igual, porque quando assume a responsabilidade de lhe dar um papel superior, apenas dará a atitude de um homem inferior, pelo que não a deve colocar acima de si, isto não significa que a deve tratar mal, mas que pode construir a estima de uma forma subtil, em vez de a lisonjear.

3. Ao tentar obter uma marcação

Quando se quer que um encontro se manifeste, pode-se optar por explorar diferentes vias, quer se trate de um website ou de uma aplicação de encontros, até as redes sociais funcionam como uma forma ideal de o fazer, descobrindo no que está interessada e ganhando vantagem com ela, por isso hoje em dia há muitas formas de iniciar uma conversa ou de engatar uma rapariga.

4.   Agir solto

A impressão conta, mas também a forma como ages, por isso não te deves apresentar a uma mulher com medo ou uma forma totalmente robótica de ser, podes estar nervosa mas o controlo é tudo, a boa gestão de um encontro vai ajudar-te a projectar quem realmente és e também a rapariga pode sentir-se confiante em ti.

5.   Esperar um gesto de reciprocidade

A interpretação desempenha um papel fundamental, por isso, quando emite uma frase ou acção, mantenha-se atento à forma como reage para dar um segundo passo, isto ajuda a evitar que se torne uma situação muito mais embaraçosa, é essencial manter estas medidas quando namorisca, não é necessário assumir que ele/ela deve gostar de si.

Nenhuma rapariga está interessada em pistas, muito menos em confusão, por isso, em qualquer altura, deve apelar à clareza e a uma boa compreensão, em algum cenário em que a impressione, deve deixar que o tempo faça o seu trabalho para que ela emita uma reacção natural para si.

6.   Perante o desejo de engatar uma rapariga com muitos pretendentes

Uma rapariga com um pretendente, pode obter a sua atenção sobre outras mantendo-se positiva, e acima de tudo cavalheiresca, não há razão para competir ou mostrar qualquer raiva, mas para desfrutar da sua companhia para que ela possa desenvolver uma atracção por si, esta é uma forma de considerar não sofrer demasiado neste processo.

O que evitar ao namoriscar com uma rapariga

As seguintes recomendações são algumas medidas que reduzirão o risco de namoriscar com uma rapariga, pode levar a cabo estas proibições:

- Não olhe para a rapariga, o melhor que pode fazer é prestar atenção à localização dos seus olhos, em vez de olhar para outra parte do seu corpo que possa confundir o acordo entre os dois, tudo é possível, excepto olhar fixamente, pois pode ser desconfortável a um certo ponto.

- Não dê uma impressão insegura ou prepotente, pois esse tipo de personalidade apenas diminui as suas hipóteses de a conquistar. As raparigas não querem conhecer um homem que se comporte como um animal, querem divertir-se e divertir-se, a intenção é que você dê boas razões.

- Não se mostre como um artista de pick-up, aparecer à frente de uma rapariga com essa intenção apenas lhes dá a impressão de que faz o mesmo com outras, e seguir atitudes planeadas limita a sua personalidade audaz, o que torna mais apropriado seguir um caminho voluntário sem tantas imposições.

As técnicas que as raparigas adoram

Passar demasiado tempo online está a gerar dois tipos de comportamento nos homens: primeiro, há os homens que são demasiado sensíveis e não levantam um dedo, à espera que o amor da sua vida lhes bata à porta, ou, por outro lado, há aqueles que namoriscam publicando um lado muito mais liberal de si próprios.

Ou seja, este último modo de ser, expressa que os homens se dedicam a publicar conteúdos muito mais ameaçadores para parecerem atraentes, estas duas imagens não agrupam 100% dos homens, mas torna-se um denominador comum na opinião das mulheres, pelo que os métodos de sedução devem ater-se ao que uma mulher anseia.

Quando são geradas abordagens mais francas, pode escalar para um estado mais erótico sem ter de forçar tanto uma relação, lidar com ideias mais românticas é o que lhe permitirá abrir-se ao que uma mulher anseia encontrar num homem, especialmente para expor que nem todos são iguais ou têm estas visões.

Para encontrar uma mulher que realmente sinta algo por si, precisa de se concentrar nas expectativas que existem em torno de uma relação, porque não se trata de se comportar sem consciência, quanto mais de a forçar a ter algo consigo, mas o contrário, precisa de a conhecer para realmente a conquistar.

O primeiro passo é investigar cada cenário, para poder adaptar o seu modo romântico ao ambiente e às próprias raparigas, porque cada personalidade deve ser tolerante para formar um verdadeiro laço, entendendo que a interacção no namoro é uma acção nos dois sentidos.

1. Redes sociais e aplicações de encontros

É habitual a maioria dos homens continuar a perseguir ou a seguir cada posto de uma rapariga que lhes interessa, o mesmo se aplica à utilização do Tinder, uma vez que pode deparar-se com alguns perfis atraentes que não vai querer deixar de ver, é um jogo moderno para se conseguir namorar digitalmente.

O estranho é que se tem uma atitude estranha, em que se dedica a ver o perfil das raparigas durante mais de 15 minutos como uma obsessão, uma vez que isto não é saudável, também não se deve cair num lado vazio de olhar apenas para o superficial, que o comportamento é habitual para estar na solidão ou no desespero.

Não se deve considerar um entusiasta, e depois colocá-lo no seu perfil como se estivesse a procurar gerar alguma atracção, porque essas palavras não serão uma substituição ou descrição da sua personalidade, e uma rapariga não está interessada nisso, por isso é melhor e mais explícito colocar uma foto do tipo corpo inteiro, tudo depende das suas qualidades.

No caso de conversas Tinder, deve evitar falar de planos para celebrar o fim-de-semana, ou qualquer outro tópico genérico, quando o melhor passo a dar é convidá-la a sair directamente, limitando assim todo o esforço a passos simples, em vez de banalidades, é melhor criar planos mais abertos.

- ### Sobre o que querem falar pessoalmente

Normalmente os homens habituam-se a falar a mesma coisa que falam com um, copiam e colam com outro, mas quando se fala pessoalmente tudo muda porque revela a sua verdadeira personalidade, especialmente porque algumas raparigas adoram ser faladas, mas há também o factor de considerar o ambiente, uma vez que não querem pegar em qualquer lugar.

É importante que no meio de uma conversa sejam também desenvolvidas abordagens físicas, porque cada mulher em algum momento da sedução só quer que seja o homem a dar o passo, mas sem perder o carisma e a essência do momento, porque sem acender o momento não se deve fazer nenhuma escolha.

Outro ponto-chave é que, se tiver conversas sobre as suas partes privadas, não as mostre em fotos, longe disso, o contacto físico é o mais valioso, pelo que é aconselhável que possa ter uma abordagem que aproveite as circunstâncias, caso contrário poderá obter mais rejeições online.

• **As mulheres adoram festas em casa**

Em qualquer parte do mundo, uma mulher solteira adora fazer uma pausa da sociedade, por isso uma festa é uma forma ideal de se tornar íntima de uma rapariga, mas sob um ambiente doméstico pode ganhar uma atmosfera muito mais tensa, uma vez que há mais opções para levar a sedução a um nível mais físico.

Uma festa em casa costuma acontecer às 4 da manhã, o resto está prestes a acontecer dependendo das oportunidades que tiver para ter uma abordagem mais sensual, este é o lado perigoso deste tipo de ambiente porque o cansaço pode levar a dar uma má imagem à rapariga, por isso pode guardar algumas linhas para esse momento.

O que deve ter em mente é o optimismo, porque os solteiros são os que têm mais diversão e possibilidades numa festa, para que se possa relaxar e esperar pelo resultado final para se aproximar da rapariga.

- **O que eles mais esperam em bares e clubes**

Para além da festa ocasional da casa, as pessoas maduras preferem ir a bares e discotecas, pois podem ir com um círculo de amigos e evitar qualquer interrupção, é um melhor ambiente para experimentar o namorisco público, especialmente para ter a liberdade de tirar partido do álcool.

Não importa que tipo de personalidade possua, existem bares para tudo, desde fumar a dançar até à música latina, isto também o ajuda a conseguir uma rapariga que se adapte ao que gosta de fazer, isto é útil para homens que possuem um bom ritmo de conversação, bem como um ritmo corporal cativante para a convidar a dançar.

Por outro lado, falar no bar é viável para conhecer em profundidade aquela rapariga que lhe interessa, ou pode ajudar uma rapariga que tem mais de 5 minutos a encomendar no bar sem ser servida, esse tipo de detalhe deixa uma marca importante para que a química possa fluir mais facilmente, o resto é sorrir e acompanhar o ritmo do ambiente.

Não hesite em apresentar-se na mais pequena oportunidade, porque uma mulher quer ter esse tipo de iniciativa, o cavalheirismo ainda é valorizado acima do feminismo, mesmo que se possa simplesmente apresentar-se para falar de como eles são rudes no bar, é uma forma mais subtil de apoio sem passar por cima da sua cabeça.

No meio deste ambiente, pode levantar-se a questão de como determinar se a rapariga gosta de si, o habitual é medir a reacção dos seus amigos, pode também visualizar se ela o tem estado a assinalar toda a noite, para além do facto de avaliar se ela tem um rosto amigável e até tentar tocar no braço para se aproximar.

- **Namoriscar numa área privada**

Para encontrar o amor, deve estar disposto a tentar em qualquer ambiente, por isso deve saber que um local ideal para iniciar uma conversa é na área de fumadores, por exemplo, ou numa área mais isolada, uma vez que estas são áreas que são mantidas no escuro a maior parte do tempo e podem ajudá-lo a nivelar-se.

No caso de não ser fumador, por exemplo, não hesite em fingir, porque é uma porta aberta para engatar raparigas, no caso de qualquer falta de oportunidade, pode aproximar-se daqueles que têm a bolsa de outros amigos, pois são tipos de mulheres que adoram ser retiradas desse tédio.

Oferecer-lhe uma bebida ou um cigarro, o ideal é manter as boas vibrações naquele clube ou zona, isto dá vida a qualquer tipo de conversa, também se traduz num bom negócio para que a rapariga possa ficar espantada com a forma como está atenta, pode até encontrar um isqueiro para ela continuar a fumar.

Não há nada mais desconfortável do que um momento de silêncio, pelo que estes ambientes tornam tudo mais fácil, seja com um cigarro ou uma bebida, mas isto não deve, de forma alguma, impulsionar o seu ego, mas precisa de manter um foco de atenção na rapariga, pois isto fascina-a completamente.

• Tornar-se príncipe encantado em frente das suas namoradas

Uma vez isolada uma rapariga, quando se está a namoriscar num grupo, não se deve subestimar a opinião e o efeito do ambiente, porque o grupo é também uma influência sobre a própria rapariga, pelo que se deve destacar na sua frente, especialmente se a sua melhor amiga estiver presente, porque eles agem de forma superprotectora e podem julgá-lo.

Por esta razão, para que ninguém interfira nos seus planos, precisa de se concentrar em tratar os seus amigos de uma forma especial, bem como a rapariga à sua frente, por isso o principal é deixar claro o seu interesse em apenas um deles para que não haja desacordo entre eles, sabendo que você quer namoriscar com a sua amiga, eles concentrarão a sua atenção em ambos.

Uma vez em conversa, não cometa um erro ao mencionar algumas piadas, nem sequer tente convencer outra quando tiver falhado com a primeira, ou por último, não faça uma insinuação sobre um trio, porque eles estão juntos, mal o conhecem e isto torna-o um enorme risco.

Uma medida mais aconselhável é ser simpático com os seus amigos, não se trata de namoriscar, mas que eles gostam de si, ao ponto de sentirem inveja deste interesse, pelo que deve manter uma conversa activa com eles, pode ajudar-se a si próprio decifrando que é o líder para se fazer notar por ela.

Ter os seus amigos do seu lado é uma vantagem ideal para namoriscar, em vez de se atirar apenas às críticas que possam surgir, por isso não hesite em ser afectuoso ou atencioso, mas de uma forma que ela possa reparar, de modo a ser estimado de forma positiva, destacando-se dessa forma abre a porta a uma influência sedutora dos seus amigos.

As frases ideais para iniciar uma conversa quando se namorisca

Pensar como uma mulher é uma postura que os homens devem adoptar, para conseguir namoriscar mais facilmente, também se compreende como é fundamental não perder uma imagem atraente das raparigas, assim como também se deve manter cuidado com o que se exprime, é isto que o diferencia do resto dos homens que se encontraram e rejeitaram.

Roubar o coração de uma mulher por ser um idiota não é definitivamente o que procuram, esta ideia não é muito agradável, também alimenta a falsa auto-estima, deve sempre preocupar-se com o que as raparigas pensam de si, especialmente porque é uma forma segura de gerar um nível de provocação sobre a rapariga.

Instigar a curiosidade de uma mulher é uma acção viável, mas sem chegar ao ponto de ser intrigante, ou seja, a personalidade que se deve postular quando se está em plena conversa com uma rapariga, caso contrário pode transmitir uma imagem de que se está fora do alcance de qualquer rapariga, sendo exactamente o oposto do que se quer conseguir para seduzir uma mulher.

A maioria das mulheres sabe o que são os jogos e as técnicas, o que significa que se há uma resposta, é porque elas próprias querem avançar, pelo que não se pode tomá-las por ingénuas em qualquer altura, muito menos julgar a sua experiência, o que reforça a ideia de que não se deve dar qualquer informação falsa.

1.   Como acrescentar a ideia de uma rapariga a actuar

O ponto de viragem quando se namorisca com uma rapariga é como abordar o tema do sexo no meio de uma sedução, isto depende de medir o equilíbrio da situação para que seja um acontecimento mais delicado do que o esperado, para chegar a esse ponto, evitar incorporar uma frase tão directa que rompa a atmosfera.

Em vez de dizer algo sujo, deve deixar correr tudo para não ter uma reacção de rejeição, porque há uma grande diferença entre fazer cócegas e dizer algo sujo o suficiente para querer fugir de si, por outro lado, quando pensa em mudar a data para o seu apartamento, deve exprimi-la claramente.

Não há necessidade de sentir medo a meio de um encontro, já se está à frente da rapariga e não há muito em que pensar, porque todo o namoro potencial requer vontade, para medir os momentos em que se pode questionar se é altura de a beijar, mas antes de agir lembre-se de propor algo e assim agir subtilmente.

Qualquer movimento deve seguir um destino natural, deixar o nervosismo para mais tarde, não apressar a situação porque não se está a comprar algo numa loja, é uma questão de leitura, bem como estar consciente dos limites que se tem, para que se possa ter a paciência que é necessária nesses momentos.

2.   Não estrague o momento no seu apartamento

Uma vez no seu apartamento, é tempo de agir, não há razão para adiar o avanço físico, muito menos quando se está a falar há muito tempo, se ela está no seu apartamento é porque se sente atraída por si, o que entra em jogo é o aspecto do cenário, onde se deve evitar fazer qualquer coisa que corte a paixão.

Isto significa que em frente da rapariga não é o momento de mudar os lençóis, a menos que a distraia, por outro lado, não se sinta tentado a dar-lhe uma visita guiada à casa, pois ela não veio para ver a sua propriedade, mas para ter um momento consigo, é um ambiente onde deve ser directo e proceder.

Do mesmo modo, se o seu quarto estiver demasiado desarrumado para quebrar a paixão, é melhor ficar na sala de estar, caso contrário, pode desfazer tudo o que conseguiu nessa noite. Se tiver instrumentos musicais, também não é o momento de mostrar as suas capacidades, pode servir como uma forma de o tornar mais agradável depois.

No meio da sedução não há necessidade de apressar a dinâmica, isto significa que não se recomenda que se expresse que não se procura algo sério, que se possa paquerar e elevar a intimidade do parceiro sem qualquer problema, é uma busca de momentos sem hesitação ou persistência quando chega o momento.

Técnicas para a recolha de estranhos

É preciso ter em mente que, ao namoriscar com uma rapariga, não é apresentada nenhuma medida afrodisíaca, mas são implementadas técnicas que produzem resultados porque seduzir uma rapariga não é uma tarefa simples, muitos homens gostariam de estudar este assunto em profundidade, uma vez que o nível de utilidade é elevado para incorporar uma filosofia de atração das raparigas que se deseja.

Tudo começa com um rapaz que conhece uma rapariga e a partir desse momento pode desenvolver toda uma série de acções que podem facilitar-lhe a vida:

- ## Comporte-se como se estivesse de férias

Quando está de férias explora tudo com curiosidade, além de insistir em conhecer pessoas, esta mesma atitude está associada ao flerte, o melhor é que isto abre a porta a eventos divertidos e surpreendentes que lhe acontecem, da mesma forma que deveria ousar, tal como faria quando está numa viagem a oferecer uma bebida.

Desta forma, cada vez que sai, pode colocar a sua mente numa visão semelhante, vive numa cidade maravilhosa para explorar, ao olhar para tudo através de uma lente diferente pode alargar as oportunidades de notar as mulheres à sua volta, pode estar a ignorar um interesse.

• Livrar-se da rotina

No meio de cada semana é vital que se quebre o ritmo, se tenha o controlo para o fazer, basta pensar em algo que não fez, dessa forma pode ter a vontade de ir a lugares que não está habituado a visitar, especialmente se for susceptível de conhecer pessoas e mesmo permitir que namorisque.

• Frequentemente frequenta restaurantes

Quando vai almoçar, pode pensar em ir a um lugar aberto, pois faz parte da sua rotina e, em vez de ser aborrecido, pode ser transformado numa aventura em si, pois o almoço é uma oportunidade para conhecer mulheres.

• Sair sozinho em qualquer lugar

Não é uma grande ideia sair em grupo para namorar, é melhor abordar uma rapariga ou um grupo de amigos por conta própria, dessa forma pode também conhecê-la melhor, porque uma mulher pode sentir-se intimidada por um grupo de homens ou pensar que tem uma namorada se sair com uma mulher.

- **Sorria a maior parte do tempo e seja amigável.**

Enquanto caminha a caminho do trabalho, não hesite em sorrir para todos, é um dom a que nenhuma mulher será capaz de resistir, ela pode estar a observar e sentir-se atraída.

- **Considerar ir para o ginásio**

Um lado tentador de um homem, é trazer à tona esse lado desportivo e atraente, e não há dúvida de que um ginásio é o ambiente ideal para se tornar um grande candidato, pode conhecer muitas raparigas, bem como amigos, e beneficiará de ficar em forma.

- **Ir para lugares com muita gente e fazer fila em filas de espera.**

Para falar com raparigas de forma casual, não há nada como aproveitar uma fila. Isto aplica-se tanto ao cinema, como ao supermercado, o que ajuda a dissipar o medo, utilizando qualquer tópico do local como desculpa para se aproximar deles.

- **Ir para as livrarias**

Para encontrar uma mulher culta não há melhor maneira do que ir a uma livraria, onde deve apelar a uma sedução puramente literária, isto ajuda-o quando vai pelo caminho e vê uma rapariga com livros, pode consultar o que ela está a ler e assim expor os seus conhecimentos nestas áreas para seduzir.

Descobrir como flertar no WhatsApp

Para seduzir uma mulher através do WhatsApp pode usar mensagens sedutoras, hoje em dia há muitas maneiras de explorar quando se trata de sedução, é também um ponto de partida que é usado para levar o contacto físico a outro nível, desde que não o use para se esconder, será uma ferramenta da qual poderá tirar partido.

1.   Não se sinta tentado a enviar demasiadas mensagens.

Uma regra fundamental no meio da sedução é manter o fluxo da conversa ao mínimo para a convidar a sair, além disso, andar de um lado para o outro num convite também não lhe traz muitos benefícios, é inútil esconder as suas intenções, mas no chat deve ser directo e conciso, de modo a evitar estar na zona de amigos.

Não há necessidade de apostar em longas conversas, estar em contacto é muito simples, agora o complexo é passar para outro nível, não há necessidade de cair em mais problemas, apenas procurar aumentar o desejo da outra pessoa, e deixar de lado a tensão, o curso a seguir é demonstrar uma paixão como se a estivesse a ver todos os dias.

2.   Pense duas vezes sobre a primeira mensagem que vai enviar.

Um passo chave no meio da conquista, é a emissão da primeira mensagem, e ao mesmo tempo é uma acção que não é muito pensada, por isso, deve demorar algum tempo a dar esse passo, ao mesmo tempo deve considerar que as mensagens se limitam a expor como se é, e se outros homens lhe escreverem, será mais um da pilha.

Tem de ser claro que num chat não deve tentar vender-se, mas sim manter uma expressão masculina dentro da primeira mensagem, onde não deve cometer erros, que o distinga dos outros, para aumentar as suas hipóteses de enviar respostas naturais.

Um exemplo claro é dizer-lhe que está interessado em conhecê-la melhor, demorar a responder, e testar o seu interesse de uma forma diferente, ou perante algum significado oculto é melhor pedir explicações do que apenas assumir, mantê-la honesta e gerar uma conversa ao ar livre para alimentar a paixão.

O que não é recomendado é pensar demasiado no que responder, ou culpar-se por não obter uma resposta, ou por ter feito mal para provocar uma má reacção, nem deve escrever demasiado, não exceder três linhas, nem sequer falar de tudo, ou enviar fotografias para se exibir.

3. Não esteja sempre disponível

Este conselho pode ir contra os seus interesses, mas é essencial que atinja um nível acima do qual se faça desejar, de modo que a sua energia masculina ganhe mais valor, para apanhar uma rapariga no WhatsApp deve concentrar-se na sua vida e depois ver se ela se enquadra no tipo de vida que leva, e não o contrário.

Isto também se aplica no caso de ela lhe escrever, não é recomendável que responda tão rapidamente, também deve ter uma atitude de estar ocupado, é complicado e pode sentir medo de a perder, mas é algo que deve aprender com o tempo, basta visualizá-la do seu lugar, se ela tiver interesse em si, pode provocá-la a telefonar-lhe.

Tal acção é considerada como uma estratégia para seduzir, bem como para formar uma relação sem perder a sua independência emocional, a mobilidade é um meio adequado para despertar esse desejo, o que ajuda a superar o apego ao resultado, o medo da sua conclusão, a omissão de um desejo sexual líquido e a espera de uma mudança que pode não vir.

É uma questão de tomar consciência de si próprio, é uma oportunidade para ambos se conhecerem realmente, sem dar demasiada importância à rapariga sem ter algo de concreto, ao pôr isto em prática pode concentrar-se em si próprio.

4. Não perca muito tempo a pensar muito

Quando se escreve a uma rapariga, não se deve pôr a vida em espera, porque isso só o faz pensar demais e desmoronar-se com um mau resultado, isso só ajuda a aumentar as suas ansiedades quando ela não responde, esse laço é prejudicial à sua confiança, nem deve pensar que ela só lhe escreve, porque é uma ilusão longe da realidade.

À sua volta há muitas actividades a seguir de perto, o empenho na sua vida é uma característica comum, porque cada mulher quer encontrar um homem determinado, é um processo mental muito prejudicial que fica aquém das medidas apropriadas, por outro lado, não é necessário ter em mente alguma mudança física para lhe agradar.

Uma maneira de se distrair é andar com os seus amigos, não há melhor remédio do que uma amizade para tirar a sua mente do progresso da rapariga, isto aumenta a sua masculinidade, o apoio das actividades externas e das pessoas é a chave para o levar onde quer estar.

5.   Medir o seu interesse quando namoriscar com ela

O interesse de uma rapariga pode ser sincero ou falso, por isso é um recurso a medir, especialmente no WhatsApp onde não existe uma interacção real, para que se possa distinguir o que ela procura, pode-se deixar as conversas em suspense, mas cuidado para não correr o risco de a perder, e antes de uma intenção de apenas sair para ter sexo casual, deve deixar tudo claro.